Inhaltsverzeichnis:

Kapitel 1: Einführung in die Pflege und bürokratische Herausforderungen

- Die Bedeutung der Pflege von Pflegebedürftigen
- Übersicht über die bürokratischen Hürden im Pflegebereich
- Emotionale Belastung und Unterstützung für Angehörige

Kapitel 2: Vorbereitung auf den Pflegeprozess

- Definition und Beantragung von Pflegegraden
- Finanzielle Unterstützungsmöglichkeiten und Antragsverfahren
- Organisation des Pflegealltags und Entlastungsmöglichkeiten

Kapitel 3: Pflegebedürftigkeit und Pflegeleistungen

- Unterschiedliche Pflegemodelle und -angebote
- Auswahl der passenden Pflegeeinrichtung oder Pflegedienst
- Qualitätsstandards und Rechte von Pflegebedürftigen

Kapitel 4: Dokumentation und rechtliche Aspekte

- Pflegeplanung und Dokumentation im Pflegeprozess
- Vorsorgevollmacht, Patientenverfügung und Betreuungsrecht
- Umgang mit Konflikten und rechtlichen Fragen

Kapitel 5: Selbstfürsorge und Unterstützung für Angehörige

- Erhalt der eigenen Gesundheit und Wohlbefinden
- Psychologische Unterstützung und Selbsthilfegruppen
- Tipps und Tricks für den Umgang mit Stress und Belastung

Kapitel 6: Abschluss und Ausblick

- Zusammenfassung der wichtigsten Inhalte des Kurses
- Perspektiven für die Zukunft und weitere Unterstützungsmöglichkeiten
- Feedback und Evaluation des Kurses

Kapitel 1: Einführung in die Pflege und bürokratische Herausforderungen

Die Bedeutung der Pflege von Pflegebedürftigen

Die Pflege von Pflegebedürftigen ist eine herausfordernde und gleichzeitig erfüllende Aufgabe, die sowohl physische als auch emotionale Anstrengungen erfordert. In diesem Kapitel werden wir uns eingehend mit der Bedeutung der Pflege auseinandersetzen und die verschiedenen Facetten dieses wichtigen Bereichs beleuchten.

Pflegebedürftige Menschen benötigen oft rund um die Uhr Unterstützung bei alltäglichen Aufgaben wie Körperpflege, Ernährung und Mobilität. Angehörige, die sich um Pflegebedürftige kümmern, stehen vor einer Vielzahl von Herausforderungen, die von körperlicher Erschöpfung bis hin zu emotionaler Belastung reichen können. Es ist wichtig, die Bedeutung der Pflegearbeit zu würdigen und die oft unsichtbare Arbeit der Pflegenden anzuerkennen.

Darüber hinaus werden wir uns in diesem Kapitel eingehend mit den bürokratischen Herausforderungen im Pflegebereich befassen. Das Beantragen von Pflegegraden, das Verständnis der Finanzierungsmöglichkeiten und das Navigieren durch das komplexe System der Pflegeversicherung können für viele Angehörige überwältigend sein. Wir werden Tipps und Ratschläge bereitstellen, wie man sich erfolgreich durch den bürokratischen Dschungel navigieren kann, um die bestmögliche Versorgung für Pflegebedürftige sicherzustellen.

Die Pflege von Pflegebedürftigen ist eine anspruchsvolle und zugleich noble Aufgabe, die unser aller Anerkennung verdient. In diesem Kapitel werden wir gemeinsam die Bedeutung dieser wichtigen Arbeit erkunden und Wege aufzeigen, wie man den damit verbundenen Herausforderungen mit Mut und Entschlossenheit begegnen kann.

Übersicht über die bürokratischen Hürden im Pflegebereich

Das Pflegesystem kann für viele Angehörige und Pflegebedürftige ein undurchdringlicher Dschungel voller bürokratischer Hürden sein. In diesem Kapitel werden wir einen umfassenden Überblick über die verschiedenen bürokratischen Herausforderungen im Pflegebereich geben und Strategien entwickeln, um diese erfolgreich zu bewältigen.

Zu den wichtigen Themen, die wir behandeln werden, gehören die Beantragung von Pflegegraden und die Bewertung der Pflegebedürftigkeit, die das Tor zu finanziellen Unterstützungsmöglichkeiten wie Pflegegeld, Pflegesachleistungen und Verhinderungspflege öffnen. Wir werden auch über die verschiedenen Pflegeversicherungen und ihre Leistungen sprechen, um sicherzustellen, dass Pflegebedürftige die bestmögliche Versorgung erhalten.

Des Weiteren werden wir uns mit der Organisation des Pflegealltags und Entlastungsmöglichkeiten beschäftigen. Oft stehen Angehörige vor der

Herausforderung, ihre eigene Gesundheit und ihr Wohlbefinden zu vernachlässigen, während sie sich um einen pflegebedürftigen Menschen kümmern. Wir werden praktische Tipps und Strategien vorstellen, um die Pflege besser zu organisieren und für Entlastungsmöglichkeiten zu sorgen.

Dieses Kapitel soll dazu dienen, die Teilnehmer umfassend über die bürokratischen Hürden im Pflegebereich zu informieren und ihnen die Tools und Ressourcen an die Hand zu geben, um erfolgreich damit umzugehen. Gemeinsam werden wir Wege finden, um die Pflege von Pflegebedürftigen effektiv zu gestalten und die bürokratischen Stolpersteine zu überwinden.

Emotionale Belastung und Unterstützung für Angehörige

Die Pflege eines geliebten Menschen kann eine emotionale Achterbahnfahrt sein, die tiefgreifende Auswirkungen auf die psychische Gesundheit und das Wohlbefinden von Angehörigen haben kann. In diesem Kapitel werden wir uns mit der emotionalen Belastung befassen, der Angehörige ausgesetzt sind, und Möglichkeiten zur Unterstützung und Selbstfürsorge aufzeigen.

Angehörige, die sich um Pflegebedürftige kümmern, können häufig mit Gefühlen der Überlastung, Traurigkeit, Schuld, Wut und Erschöpfung konfrontiert sein. Es ist wichtig, dass wir diese Emotionen nicht tabuisieren, sondern sie offen ansprechen und Wege finden, um damit umzugehen. Wir werden Techniken zur Stressbewältigung, zur Selbstpflege und zum Umgang mit schwierigen Emotionen vorstellen, um Angehörige dabei zu unterstützen, gesund und stark zu bleiben.

Darüber hinaus werden wir über Unterstützungsmöglichkeiten für Angehörige sprechen, einschließlich psychologischer Beratung, Selbsthilfegruppen und Angebote zur Resilienz Stärkung. Es ist wichtig, dass Angehörige wissen, dass sie nicht alleine sind und dass es professionelle Hilfe und Unterstützung gibt, auf die sie zurückgreifen können.

Dieses Kapitel soll Angehörigen dabei helfen, ihre eigenen Bedürfnisse nicht aus den Augen zu verlieren und sich selbst liebevoll zu umsorgen, während sie für ein Familienmitglied oder einen Freund sorgen. Gemeinsam werden wir Wege finden, um die emotionale Belastung zu bewältigen und Angehörige auf ihrem Pflegeweg zu unterstützen.

Kapitel 2: Vorbereitung auf den Pflegeprozess

Punkt 1: Definition und Beantragung von Pflegegraden

Herzlich willkommen zum Kapitel 2 unseres Online-Kurses, in dem wir uns darauf konzentrieren werden, Sie auf den Pflegeprozess vorzubereiten. Im ersten Punkt dieses Kapitels werden wir uns mit der Definition und Beantragung von Pflegegraden befassen – einem wichtigen Schritt, um angemessene Pflegeleistungen für Pflegebedürftige zu erhalten.

1.1 Schritt 1: Verstehen der Pflegegrade

Um den Pflegeprozess erfolgreich durchlaufen zu können, ist es entscheidend, die verschiedenen Pflegegrade zu verstehen und ihre Kriterien zu kennen. Die Pflegegrade 1 bis 5 werden basierend auf dem Grad der Beeinträchtigung in den Bereichen Mobilität, kognitive Fähigkeiten, Verhalten und psychische Probleme sowie selbstständiges Bewältigen des Alltags bestimmt. Nehmen Sie sich die

Zeit, jeden Pflegegrad gründlich zu studieren und die dazugehörigen Merkmale zu erfassen.

1.2 Schritt 2: Vorbereitung auf die Beantragung

Eine erfolgreiche Beantragung eines Pflegegrades erfordert eine sorgfältige Vorbereitung. Sammeln Sie alle relevanten Informationen über den Zustand des Pflegebedürftigen, seine Einschränkungen und den erforderlichen Pflegebedarf. Dokumentieren Sie detailliert alle Beeinträchtigungen, damit Sie in der Begutachtung durch den Medizinischen Dienst der Krankenversicherung (MDK) einen umfassenden Überblick geben können.

1.3 Schritt 3: Antragstellung und Begutachtung

Nach der Vorbereitung ist es an der Zeit, den Antrag auf Einstufung in einen Pflegegrad zu stellen. Stellen Sie sicher, dass Sie alle erforderlichen Unterlagen vollständig und korrekt ausfüllen. Nach der Antragstellung wird der MDK einen Begutachtungstermin vereinbaren, bei dem der Pflegebedürftige auf seine Beeinträchtigungen und den Pflegebedarf hin überprüft wird. Seien Sie gut vorbereitet auf dieses Gespräch, um alle relevanten Informationen präzise weiterzugeben.

1.4 Schritt 4: Entscheidung und Formulierung des Pflegegrades

Nach Abschluss des Begutachtungsprozesses erfolgt die Entscheidung über den zugeteilten Pflegegrad. Die Pflegekasse teilt Ihnen schriftlich mit, welcher Pflegegrad bewilligt wurde und welche Leistungen damit verbunden sind. Es ist wichtig, diese Entscheidung kritisch zu überprüfen und sicherzustellen, dass sie den Bedürfnissen des Pflegebedürftigen entspricht. Bei Unzufriedenheit besteht die Möglichkeit, einen Überprüfungsantrag bzw. Widerspruch zu stellen.

Folgen Sie diesen Schritten, um erfolgreich die Definition und Beantragung von Pflegegraden zu bewältigen. Stellen Sie sicher, dass Sie alle notwendigen Informationen sammeln, das Begutachtungsgespräch gut vorbereiten und die Entscheidung der Pflegekasse kritisch überprüfen. Wir stehen Ihnen zur Seite, um Sie durch diesen Prozess zu begleiten und Ihnen bei eventuellen Herausforderungen zur Seite zu stehen. Lassen Sie uns gemeinsam sicherstellen, dass Pflegebedürftige die Unterstützung erhalten, die sie verdienen.

2.1 Schritt 5: Finanzielle Unterstützungsmöglichkeiten

Neben der Einstufung in einen Pflegegrad gibt es verschiedene finanzielle Unterstützungsmöglichkeiten, die Ihnen und dem Pflegebedürftigen helfen können, die Kosten der Pflege abzudecken. Diese umfassen das Pflegegeld, die Pflegesachleistungen und die Verhinderungspflege. Nehmen Sie sich die Zeit, sich mit den verschiedenen Leistungen und ihren Voraussetzungen vertraut zu machen, um die finanzielle Unterstützung zu maximieren.

2.2 Schritt 6: Organisation des Pflegealltags

Die Organisation des Pflegealltags ist entscheidend, um einen reibungslosen Ablauf zu gewährleisten und sich selbst als pflegende Person nicht zu überfordern. Planen Sie die Pflegeleistungen, Medikamentengabe und Arztbesuche sorgfältig, um den Pflegebedürftigen optimal zu versorgen. Denken Sie auch daran, sich regelmäßige Auszeiten zu nehmen, damit Sie als Angehöriger Ihre eigene körperliche und emotionale Gesundheit nicht vernachlässigen.

2.3 Schritt 7: Entlastungsmöglichkeiten

Pflege ist eine anspruchsvolle Aufgabe, die Ihre physische und emotionale Energie stark beanspruchen kann. Nutzen Sie daher entlastende Angebote wie etwa Verhinderungspflege oder Kurzzeitpflege, um sich selbst Zeit zur Erholung zu gönnen. Informieren Sie sich über die verschiedenen Möglichkeiten und die Voraussetzungen für diese Angebote, um die bestmögliche Unterstützung zu erhalten.

Abschließend möchte ich betonen, dass die Vorbereitung auf den Pflegeprozess und die Kenntnis der verschiedenen Aspekte von großer Bedeutung sind. Verstehen Sie die Definition und Beantragung von Pflegegraden, machen Sie sich mit den finanziellen Unterstützungsmöglichkeiten vertraut und organisieren Sie den Pflegealltag effektiv. Nutzen Sie auch Entlastungsmöglichkeiten, um sich selbst Sorge zu tragen. Unsere begleitenden Informationen und Ratschläge sollen Ihnen helfen, diese Schritte erfolgreich umzusetzen und die bestmögliche Pflege für Ihren Angehörigen zu gewährleisten. Zusammen werden wir diese Herausforderungen meistern und eine erfolgreiche Pflegereise antreten.

Vorbereitung auf den Pflegeprozess

Punkt 3: Auswahl der passenden Pflegeeinrichtung oder Pflegedienst

Neben der Beantragung von Pflegegraden und der finanziellen Unterstützung ist die Auswahl der richtigen Pflegeeinrichtung oder des passenden Pflegedienstes ein weiterer wichtiger Schritt im Pflegeprozess. In diesem Punkt werden wir verschiedene Aspekte beleuchten, die bei der Entscheidung für eine Pflegeeinrichtung oder einen Pflegedienst zu berücksichtigen sind.

3.1 Identifizierung der Bedürfnisse und Vorlieben

Um die passende Pflegeeinrichtung oder den richtigen Pflegedienst auswählen zu können, ist es wichtig, die spezifischen Bedürfnisse und Vorlieben des Pflegebedürftigen genau zu kennen. Nehmen Sie sich die Zeit, gemeinsam mit dem Pflegebedürftigen über seine Wünsche und Präferenzen zu sprechen. Berücksichtigen Sie dabei Aspekte wie die Art der Pflege (stationäre Pflegeeinrichtung oder häuslicher Pflegedienst), die Lage der Einrichtung oder des Dienstes und die speziellen Angebote oder Therapiemöglichkeiten.

3.2 Recherche und Informationsbeschaffung

Führen Sie eine umfangreiche Recherche durch, um Informationen über verschiedene Pflegeeinrichtungen oder Pflegedienste in Ihrer Region zu erhalten. Nutzen Sie sowohl online verfügbare Informationen als auch persönliche Empfehlungen von fachkundigen Personen, Freunden und anderen Angehörigen. Informieren Sie sich über die Qualität der Pflegeleistungen, die Erfahrungen anderer und eventuelle Bewertungen der Einrichtungen oder Dienste.

3.3 Besichtigungen und persönliche Eindrücke

Planen Sie Besichtigungstermine in den infrage kommenden Pflegeeinrichtungen oder führen Sie persönliche Gespräche mit den Pflegediensten. Nutzen Sie diese Gelegenheit, um sich vor Ort ein Bild von der Einrichtung bzw. dem Pflegedienst zu machen und persönliche Eindrücke zu gewinnen. Achten Sie dabei auf Sauberkeit, Freundlichkeit des Personals, die Qualität der Einrichtungen und die Atmosphäre in der Einrichtung oder beim Pflegedienst.

3.4 Fragen stellen und klären

Stellen Sie während der Besichtigungen oder persönlichen Gespräche gezielte Fragen, um alle relevanten Informationen zu erhalten und mögliche Bedenken oder Unklarheiten auszuräumen. Fragen Sie nach dem Betreuungskonzept, den Qualifikationen des Personals, den angebotenen Aktivitäten oder den Besuchsregelungen. Es ist wichtig, ein umfassendes Verständnis der angebotenen Leistungen und der Pflegephilosophie zu haben, um eine fundierte Entscheidung treffen zu können.

3.5 Bewertungen und Rückmeldungen berücksichtigen

Achten Sie auf Bewertungen und Rückmeldungen anderer Familienangehöriger oder Pflegebedürftiger, die bereits Erfahrungen mit den betreffenden Pflegeeinrichtungen oder Pflegediensten gemacht haben. Diese können wertvolle Einblicke in die Qualität der Pflege und Betreuung bieten und Ihnen bei Ihrer Entscheidung helfen.

Indem Sie diese Schritte befolgen und einen gründlichen Auswahlprozess durchlaufen, können Sie sicherstellen, dass der Pflegebedürftige in einer geeigneten Pflegeeinrichtung oder von einem geeigneten Pflegedienst betreut wird. Zusammen werden wir den richtigen Platz finden, der den Bedürfnissen des Pflegebedürftigen entspricht und sowohl eine gute Versorgung als auch eine gute Lebensqualität bietet.

Kapitel 3: Pflegebedürftigkeit und Pflegeleistungen

Punkt 1: Unterschiedliche Pflegemodelle und -angebote

In Kapitel 3 werden wir uns mit der Pflegebedürftigkeit und den verschiedenen Pflegemodellen und -angeboten auseinandersetzen. Es ist wichtig zu verstehen, dass es unterschiedliche Ansätze zur Pflege und Betreuung von Pflegebedürftigen gibt, um ihre individuellen Bedürfnisse bestmöglich zu erfüllen.

1.1 Stationäre Pflegeeinrichtungen

Stationäre Pflegeeinrichtungen bieten Rund-um-die-Uhr-Betreuung und Pflege in einem gemeinschaftlichen Umfeld. Hier können Pflegebedürftige ein neues Zuhause finden, in dem sie je nach Pflegegrad umfassend versorgt werden. Wir werden verschiedene Arten von stationären Pflegeeinrichtungen besprechen, wie beispielsweise Pflegeheime, Seniorenresidenzen oder spezialisierte Einrichtungen für bestimmte Erkrankungen.

1.2 Häusliche Pflegedienste

Häusliche Pflegedienste ermöglichen es Pflegebedürftigen, in ihrem gewohnten Umfeld zu bleiben und trotzdem die notwendige Pflege und Betreuung zu erhalten. Pflegefachkräfte kommen regelmäßig nach Hause, um die erforderlichen pflegerischen Leistungen zu erbringen. Wir werden die verschiedenen Dienstleistungen besprechen, die von häuslichen Pflegediensten angeboten werden, wie beispielsweise Grundpflege, Behandlungspflege oder hauswirtschaftliche Unterstützung.

1.3 Ambulante Pflegedienste und Tagespflege

Ambulante Pflegedienste bieten pflegerische Leistungen, medizinische Behandlungspflege und soziale Betreuung für Pflegebedürftige zu Hause an. Darüber hinaus gibt es auch Tagespflegeeinrichtungen, in denen Pflegebedürftige tagsüber betreut werden und Angehörige entlastet werden können. Wir werden auf die Vorteile dieser Angebote eingehen und wie sie die Pflegebedürftigen und ihre Angehörigen unterstützen können.

1.4 Spezialisierte Pflegeangebote

Es gibt auch spezialisierte Pflegeangebote für bestimmte Erkrankungen wie Alzheimer oder Demenz. Diese spezialisierten Einrichtungen oder Dienste bieten gezielte Unterstützung und Pflege für Menschen mit spezifischen Bedürfnissen an. Wir werden untersuchen, welche Möglichkeiten es gibt und wie diese den Pflegebedürftigen helfen können.

1.5 Qualitätsstandards und Rechte von Pflegebedürftigen

Es ist wichtig zu wissen, dass Pflegebedürftige bestimmte Rechte haben und dass es Qualitätsstandards gibt, die von den Pflegeeinrichtungen und -diensten eingehalten werden müssen. Wir werden diese Rechte und Standards besprechen, damit Sie die bestmögliche Pflege für Ihren Angehörigen gewährleisten können.

Indem wir uns mit den unterschiedlichen Pflegemodellen und -angeboten auseinandersetzen, werden wir Ihnen helfen, die richtige Wahl für die Pflegebedürftigkeit Ihres Angehörigen zu treffen. Es gibt für jeden individuellen Fall eine passende Lösung. Gemeinsam werden wir die verschiedenen Optionen erkunden und die bestmögliche Pflege und Betreuung sicherstellen.

Punkt 2: Auswahl der passenden Pflegeeinrichtung oder Pflegedienst

Nachdem wir uns im vorherigen Punkt mit den verschiedenen Pflegemodellen und -angeboten auseinandergesetzt haben, ist es nun an der Zeit, die passende Pflegeeinrichtung oder den richtigen Pflegedienst auszuwählen. Die Wahl der richtigen Pflegeoption ist entscheidend, um sicherzustellen, dass die Bedürfnisse des Pflegebedürftigen optimal erfüllt werden.

2.1 Identifizierung der Bedürfnisse und Präferenzen

Beginnen Sie damit, die spezifischen Bedürfnisse und Präferenzen des Pflegebedürftigen zu ermitteln. Berücksichtigen Sie dabei zum Beispiel den Gesundheitszustand, die Art der Betreuung, gewünschte Freizeitaktivitäten oder auch kulturelle Aspekte. Ein offenes Gespräch mit dem Pflegebedürftigen und den Angehörigen wird dabei helfen, die Anforderungen und Wünsche klar zu definieren.

2.2 Recherche und Informationsbeschaffung

Recherchieren Sie gründlich, um möglichst viele Informationen über die in Frage kommenden Pflegeeinrichtungen oder Pflegedienste zu erhalten. Suchen Sie nach Bewertungen, Erfahrungsberichten und Empfehlungen von anderen Angehörigen oder Fachleuten im Gesundheitswesen. Nutzen Sie auch Informationsveranstaltungen oder offene Tage, um Einblicke in die Einrichtungen oder Dienste zu gewinnen.

2.3 Besichtigungen und persönliche Erfahrungen

Planen Sie Besichtigungstermine in den Pflegeeinrichtungen oder führen Sie persönliche Gespräche mit den Pflegediensten. Achten Sie dabei auf die Gesamtatmosphäre, die Sauberkeit, die Freundlichkeit des Personals, die unterstützenden Angebote sowie die mögliche soziale Interaktion und Integration der Bewohner oder Patienten. Lassen Sie sich Zeit, um Ihre Eindrücke zu verarbeiten und die verschiedenen Optionen zu vergleichen.

2.4 Fragen stellen und Details klären

Während der Besichtigung oder des persönlichen Gesprächs sollten Sie gezielte Fragen stellen, um alle relevanten Informationen zu erhalten und mögliche Bedenken auszuräumen. Fragen Sie beispielsweise nach dem Betreuungsschlüssel, der Qualifikation des Personals, den Therapie- oder Freizeitangeboten, den Speiseplänen oder auch nach den Besuchsmöglichkeiten für Angehörige. Klären Sie auch finanzielle Aspekte, wie zum Beispiel die Kosten und die Abrechnungsmodalitäten.

2.5 Feedback und Entscheidung treffen

Nach den Besichtigungen und dem Austausch von Informationen ist es wichtig, die gesammelten Eindrücke noch einmal zu reflektieren. Besprechen Sie Ihre Beobachtungen und Gedanken mit anderen Angehörigen oder Vertrauenspersonen, um verschiedene Perspektiven einzubeziehen. Berücksichtigen Sie dabei die Bedürfnisse und Wünsche des Pflegebedürftigen sowie auch Ihre eigenen Möglichkeiten und Grenzen. Treffen Sie schließlich eine informierte Entscheidung, die für alle Beteiligten bestmöglich passt.

Dieser Punkt des Kapitels zielt darauf ab, Ihnen bei der Auswahl der passenden Pflegeeinrichtung oder des richtigen Pflegedienstes zu helfen. Indem wir Ihre Bedürfnisse und Präferenzen berücksichtigen, gründlich recherchieren, Besichtigungen durchführen und Fragen stellen, werden wir sicherstellen, dass Sie eine informierte Entscheidung treffen können. Gemeinsam werden wir dafür sorgen, dass der Pflegebedürftige in einer Einrichtung oder durch einen Dienst betreut wird, der seinen individuellen Anforderungen gerecht wird.

Punkt 3: Qualitätsstandards und Rechte von Pflegebedürftigen

In diesem Punkt werden wir uns mit den Qualitätsstandards und den Rechten von Pflegebedürftigen auseinandersetzen. Es ist wichtig, dass Pflegebedürftige in Pflegeeinrichtungen oder durch Pflegedienste eine qualitativ hochwertige Versorgung erhalten und ihre Rechte respektiert werden.

3.1 Qualitätsstandards in der Pflege

Pflegeeinrichtungen und -dienste müssen gewissen Qualitätsstandards entsprechen, um optimale Pflegeleistungen zu gewährleisten. Wir werden Ihnen einen Überblick über diese Qualitätsstandards und die unterschiedlichen Bewertungskriterien geben, anhand derer die Qualität der Pflegeeinrichtungen oder -dienste beurteilt wird. Dazu gehören Aspekte wie die Ausbildung und Kompetenz des Personals, die Einhaltung von Hygienevorgaben, die Kontrolle von Medikamenten oder die Qualität der Verpflegung.

3.2 Rechte von Pflegebedürftigen

Pflegebedürftige haben das Recht, würdevoll behandelt und respektiert zu werden. Wir werden Ihnen die grundlegenden Rechte von Pflegebedürftigen vorstellen, die im Pflege- und Betreuungsalltag zu beachten sind. Dazu gehören beispielsweise das Recht auf Selbstbestimmung, Privatsphäre, informationelle Selbstbestimmung, kulturelle und religiöse Freiheit sowie das Recht auf Beschwerde und Mitbestimmung. Es ist wichtig, dass Pflegebedürftige über ihre Rechte informiert sind und in der Lage sind, diese auszuüben.

3.3 Regelungen und Kontrollmechanismen

Wir werden auch besprechen, welche Institutionen und Regelungen für die Einhaltung der Qualitätsstandards und die Durchsetzung der Rechte von Pflegebedürftigen zuständig sind. Dazu gehören unter anderem die Heimaufsicht, der Medizinische Dienst der Krankenversicherung (MDK) und der Patientenbeauftragte. Diese Organisationen überwachen die Pflegeeinrichtungen und -dienste und nehmen Beschwerden entgegen, um sicherzustellen, dass die Rechte von Pflegebedürftigen gewahrt werden.

3.4 Umgang mit Nichteinhaltung und Beschwerden

Sollten Qualitätsstandards nicht eingehalten werden oder sich Pflegebedürftige in ihren Rechten beeinträchtigt fühlen, ist es wichtig, dass sie wissen, wie sie damit umgehen können. Wir werden Ihnen Tipps und Empfehlungen geben, wie

Sie mit Nichteinhaltungen umgehen und Beschwerden effektiv formulieren können, um eine angemessene Reaktion seitens der Pflegeeinrichtung oder des Pflegedienstes zu gewährleisten.

Es ist von großer Bedeutung, dass Pflegebedürftige eine qualitativ hochwertige Pflege erfahren und ihre Rechte gewahrt bleiben. Gemeinsam werden wir sicherstellen, dass Sie über die Qualitätsstandards und Rechte von Pflegebedürftigen informiert sind und befähigt werden, diese einzufordern. Wir werden auch Hilfestellung bieten, wenn es darum geht, mit Nichteinhaltungen umzugehen und Beschwerden effektiv zu formulieren. So können wir sicherstellen, dass Pflegebedürftige die bestmögliche Versorgung und Betreuung erhalten, die sie verdienen.

Kapitel 4: Dokumentation und rechtliche Aspekte

Punkt 1: Pflegeplanung und Dokumentation im Pflegeprozess

Eine präzise Dokumentation im Pflegeprozess ist von entscheidender Bedeutung, um eine kontinuierliche und qualitativ hochwertige Versorgung von Pflegebedürftigen sicherzustellen. In diesem Punkt des Kapitels werden wir uns mit der Pflegeplanung und der Bedeutung einer sorgfältigen Dokumentation auseinandersetzen.

1.1 Pflegeplanung

Die Pflegeplanung ist ein strukturiertes Vorgehen zur Festlegung der Pflegemaßnahmen, die für den individuellen Pflegebedarf eines jeden Pflegebedürftigen erforderlich sind. Wir werden die Grundlagen der Pflegeplanung besprechen, wie die Erstellung eines Pflegeplans, die Festlegung von Pflegezielen und die Auswahl geeigneter Pflegemaßnahmen. Ziel ist es, eine individuell angepasste und bedürfnisorientierte Pflege sicherzustellen.

1.2 Komponenten der Dokumentation

Eine umfassende Dokumentation im Pflegeprozess ist unverzichtbar, um den Pflegebedarf und den Verlauf der Pflege nachvollziehbar zu machen. Wir werden die verschiedenen Komponenten der Dokumentation besprechen, angefangen bei der Erfassung der Pflegeanamnese und der aktuellen gesundheitlichen Situation des Pflegebedürftigen bis hin zur regelmäßigen Dokumentation von Pflegeinterventionen, Beobachtungen und Veränderungen im Gesundheitszustand.

1.3 Bedeutung einer sorgfältigen Dokumentation

Eine sorgfältige Dokumentation hat mehrere Vorteile. Zum einen ermöglicht sie den Pflegekräften eine effektive Zusammenarbeit innerhalb des Pflegeteams, da alle beteiligten Personen ein umfassendes Bild über den Pflegebedarf haben. Zum anderen dient die Dokumentation als wichtige Informationsquelle, um Kontinuität in der Pflege sicherzustellen, insbesondere bei einem Wechsel der Pflegekraft oder der Pflegeeinrichtung. Darüber hinaus hat eine präzise Dokumentation auch rechtliche Relevanz und kann im Falle von Streitigkeiten oder juristischen Angelegenheiten als Beweismittel dienen.

1.4 Datenschutz und Vertraulichkeit

Bei der Dokumentation im Pflegeprozess ist der Datenschutz und die Vertraulichkeit sensibler Informationen von großer Bedeutung. Wir werden darüber sprechen, wie Informationen richtig dokumentiert und vor unbefugtem Zugriff geschützt werden können. Es ist wichtig, die geltenden Datenschutzbestimmungen zu beachten und die Rechte des Pflegebedürftigen auf informationelle Selbstbestimmung zu respektieren.

Eine sorgfältige Dokumentation im Pflegeprozess ist unerlässlich, um eine qualitativ hochwertige Versorgung sicherzustellen und den Pflegekräften eine klare Orientierung zu bieten. In diesem Kapitel werden wir die Grundlagen der

Pflegeplanung und Dokumentation besprechen und die Bedeutung einer sorgfältigen Dokumentation betonen. Gemeinsam werden wir sicherstellen, dass Sie die erforderlichen Kenntnisse und Fähigkeiten haben, um eine zuverlässige Dokumentation im Pflegeprozess durchzuführen.

Punkt 2: Vorsorgevollmacht, Patientenverfügung und Betreuungsrecht

Im Rahmen dieses Kapitel 4 werden wir uns mit wichtigen rechtlichen Aspekten befassen, die im Zusammenhang mit der Pflegebedürftigkeit von Patienten relevant sind. Insbesondere werden wir uns mit der Vorsorgevollmacht, der Patientenverfügung und dem Betreuungsrecht auseinandersetzen.

2.1 Vorsorgevollmacht

Eine Vorsorgevollmacht ermöglicht es einer Person, im Voraus eine Vertrauensperson zu bestimmen, die in gesundheitlichen oder rechtlichen Angelegenheiten Entscheidungen treffen kann, falls diese Person selbst nicht mehr dazu in der Lage ist. Wir werden besprechen, wie eine Vorsorgevollmacht rechtsgültig erstellt werden kann und wie wichtig es ist, frühzeitig darüber nachzudenken und sie zu hinterlegen. Eine Vorsorgevollmacht gibt dem Pflegebedürftigen selbst die Kontrolle über seine zukünftigen Entscheidungen und stellt sicher, dass seine Wünsche respektiert werden.

2.2 Patientenverfügung

Eine Patientenverfügung enthält die medizinischen Behandlungswünsche einer Person für den Fall, dass sie selbst nicht mehr in der Lage ist, diese Entscheidungen zu treffen. Wir werden besprechen, wie eine Patientenverfügung erstellt werden kann, welche Aspekte berücksichtigt werden sollten und wie wichtig es ist, diese mit den Angehörigen und den behandelnden Ärzten zu teilen. Eine Patientenverfügung stellt sicher, dass die individuellen Wünsche und Vorstellungen des Pflegebedürftigen hinsichtlich medizinischer Maßnahmen und Behandlungen respektiert werden.

2.3 Betreuungsrecht

Das Betreuungsrecht greift, wenn eine Person aufgrund von körperlichen, geistigen oder seelischen Einschränkungen nicht mehr in der Lage ist, ihre eigenen Interessen zu vertreten. In diesem Fall kann ein Betreuer oder eine Betreuerin bestellt werden, der oder die die rechtlichen Belange der pflegebedürftigen Person wahrnimmt. Wir werden einen Überblick über das Betreuungsrecht geben, die verschiedenen Aufgaben eines Betreuers bzw. einer Betreuerin erläutern und auf die Bedeutung einer vertrauensvollen Zusammenarbeit eingehen.

2.4 Rechte und Pflichten im Pflegeprozess

Im Pflegeprozess ist es wichtig, die rechtlichen Rechte und Pflichten aller beteiligten Personen zu berücksichtigen. Wir werden die Rechte und Pflichten des Pflegebedürftigen, der pflegenden Angehörigen und der Pflegefachkräfte besprechen, um sicherzustellen, dass eine respektvolle und rechtskonforme Pflege gewährleistet wird.

Indem wir uns mit der Vorsorgevollmacht, der Patientenverfügung und dem Betreuungsrecht auseinandersetzen, ermöglichen wir Ihnen, wichtige rechtliche Aspekte im Zusammenhang mit der Pflegebedürftigkeit zu verstehen und entsprechend zu handeln. Gemeinsam werden wir sicherstellen, dass die Wünsche und Rechte des Pflegebedürftigen geschützt werden und dass eine transparente und rechtskonforme Pflegesituation gewährleistet ist.

2.1 Vorsorgevollmacht:

Beispiel: [Vollmachtgeber/Vollmachtgeberin] bevollmächtigt [Ehepartner/Vertrauensperson]

Rechte:

- Entscheidungsbefugnis in gesundheitlichen und rechtlichen Angelegenheiten
- Vertretung des Vollmachtgebers/der Vollmachtgeberin bei fehlender Entscheidungsfähigkeit

Pflichten:

- Handeln im besten Interesse des Vollmachtgebers/der Vollmachtgeberin
- Berücksichtigung der Wünsche und Vorstellungen des Vollmachtgebers/der Vollmachtgeberin
- Einhaltung der rechtlichen Vorgaben

2.2 Patientenverfügung:

Beispiel: [Name]

Medizinische Behandlungswünsche:

- Keine lebensverlängernden Maßnahmen oder intensivmedizinische Behandlungen bei irreversibler und unheilbarer Krankheit
- Präferenz für palliative Versorgung zur Schmerzlinderung und würdevollen Begleitung

Rechte:

- Bestimmung der eigenen medizinischen Behandlungswünsche
- Respektierung der festgelegten Entscheidungen durch das medizinische Personal

2.3 Betreuungsrecht:

Beispiel: [Pflegebedürftige Person]

Betreuungsverhältnis:

- Bestellung eines Betreuers/einer Betreuerin durch das Betreuungsgericht
- Wahrnehmung der rechtlichen Belange der pflegebedürftigen Person

Rechte:

- Rechtliche Vertretung und Unterstützung bei Entscheidungen
- Gewährleistung des gesetzlichen Schutzes und der Rechte

Pflichten:

- Handeln im besten Interesse des Pflegebedürftigen/der Pflegebedürftigen
- Rechenschaftslegung gegenüber dem Betreuungsgericht
- Sicherstellung des Schutzes und der Wahrung der Interessen des Pflegebedürftigen/der Pflegebedürftigen

Punkt 3: Datenschutz und Vertraulichkeit in der Pflegedokumentation

Eine sorgfältige Dokumentation beinhaltet auch den Schutz der Privatsphäre, den Datenschutz und die Vertraulichkeit von sensiblem medizinischem und persönlichem Informationsmaterial. In diesem Punkt des Kapitels werden wir uns mit dem Datenschutz und der Vertraulichkeit in der Pflegedokumentation auseinandersetzen.

3.1 Datenschutzbestimmungen

Es gibt strenge Datenschutzgesetze und -bestimmungen, die den Schutz personenbezogener Daten regeln. Diese Gesetze sind darauf ausgerichtet, den Schutz der Privatsphäre und die informationelle Selbstbestimmung von Einzelpersonen zu gewährleisten. Wir werden die grundlegenden Datenschutzbestimmungen besprechen, wie die Einwilligung zur Speicherung und Verarbeitung von personenbezogenen Daten, die Verpflichtung zur Datensicherheit und die Rechte der Betroffenen.

3.2 Vertraulichkeit und Zugriffsrechte

In der Pflegedokumentation ist es wichtig, dass nur befugte Personen Zugriff auf die Informationen haben. Wir werden den Grundsatz der Vertraulichkeit besprechen und die Bedeutung von klaren Zugriffsrechten und Nutzungsbeschränkungen. Nur das Personal, das direkt an der Pflege beteiligt ist, sollte Zugriff auf die detaillierten Informationen haben, während andere Personen nur Zugriff auf die relevanten und notwendigen Informationen haben sollten.

3.3 Sicherheitsmaßnahmen und Datenintegrität

Die Sicherheit der Pflegedokumentation ist ein weiterer wichtiger Aspekt des Datenschutzes. Wir werden besprechen, welche Sicherheitsmaßnahmen ergriffen werden sollten, um die Vertraulichkeit und Integrität der Daten zu gewährleisten, wie z.B. sichere Datenspeicherung und Zugangsbeschränkungen. Zudem werden wir über die Notwendigkeit von regelmäßigen Backups und Maßnahmen zur Verhinderung von unbefugtem Zugriff oder Datenverlust sprechen.

3.4 Rechte des Pflegebedürftigen

Pflegebedürftige haben das Recht zu wissen, welche Informationen von ihnen gespeichert und verarbeitet werden. Wir werden die Rechte des Pflegebedürftigen bezüglich der Einsichtnahme in die Pflegedokumentation, der Berichtigung von falschen oder unvollständigen Informationen und dem Widerspruch gegen die Verarbeitung bestimmter Daten besprechen. Das Ziel ist es, sicherzustellen, dass die Datenschutzrechte des Pflegebedürftigen gewahrt und respektiert werden.

Indem wir uns mit dem Datenschutz und der Vertraulichkeit in der Pflegedokumentation auseinandersetzen, werden wir sicherstellen, dass personenbezogene Informationen angemessen geschützt sind und den rechtlichen Anforderungen entsprechen. Gemeinsam werden wir sicherstellen, dass die Pflegedokumentation den höchsten Standards in Bezug auf Datenschutz und Vertraulichkeit entspricht und die Privatsphäre der Pflegebedürftigen gewahrt bleibt.

Kapitel 5: Selbstfürsorge für pflegende Angehörige

Punkt 1: Bedeutung der Selbstfürsorge

In Kapitel 5 werden wir uns damit beschäftigen, wie wichtig es ist, dass pflegende Angehörige auch auf ihre eigene Selbstfürsorge achten. Als pflegender Angehöriger können Sie sich oft in einer herausfordernden Situation befinden, in der Sie viel Zeit, Energie und emotionale Ressourcen für die Pflege eines geliebten Menschen aufwenden. In diesem Punkt werden wir die Bedeutung der Selbstfürsorge hervorheben und verschiedene Strategien für Ihre eigene Gesundheit und Wohlbefinden besprechen.

1.1 Wertschätzung der eigenen Bedürfnisse

Es ist wichtig, Ihre eigenen Bedürfnisse zu erkennen und ihnen die nötige Wertschätzung zu geben. Häufig vernachlässigen pflegende Angehörige ihre eigenen Bedürfnisse zugunsten der Pflegebedürftigen. Wir werden besprechen, wie Sie Ihre eigenen Bedürfnisse identifizieren können und ihnen die notwendige Aufmerksamkeit schenken, sei es körperliche Gesundheit, emotionale Stabilität oder soziale Kontakte.

1.2 Stressmanagement und Entspannungstechniken

Der Stress, der mit der Pflege verbunden ist, kann sich negativ auf Ihre körperliche und psychische Gesundheit auswirken. Wir werden verschiedene Stressmanagement-Techniken und Entspannungsmethoden besprechen, um Ihnen dabei zu helfen, mit dem Pflegestress umzugehen und Ihre Resilienz zu stärken. Dazu gehören Techniken wie Meditation, Atemübungen, körperliche Bewegung und das Einrichten von Entspannungsritualen.

1.3 Unterstützung durch andere und Austausch mit Gleichgesinnten

Es ist wichtig, sich Unterstützung zu suchen und den Austausch mit anderen pflegenden Angehörigen zu suchen. Wir werden verschiedene Möglichkeiten der Unterstützung besprechen, sei es durch professionelle Hilfe wie Pflegeberater oder Psychologen, durch Pflegegruppen oder andere Organisationen. Der Austausch mit Menschen, die ähnliche Erfahrungen machen, kann Ihnen helfen, sich verstanden zu fühlen und wertvolle Ratschläge und Tipps zu erhalten.

1.4 Zeit für sich selbst und soziale Aktivitäten

Sich Zeit für sich selbst zu nehmen und soziale Aktivitäten zu pflegen, ist für Ihre eigene Erholung und Lebensfreude von großer Bedeutung. Wir werden darüber sprechen, wie Sie Zeitfenster für Hobbys, Interessen oder einfach nur für Ruhepausen schaffen können. Soziale Aktivitäten und die Pflege von Beziehungen sind ebenfalls wichtig, um sich mit anderen zu verbinden und ein unterstützendes soziales Netzwerk aufrechtzuerhalten.

Indem wir uns mit der Bedeutung der Selbstfürsorge beschäftigen, werden wir Ihnen helfen, Ihre eigene Gesundheit und Ihr Wohlbefinden als pflegender Angehöriger zu priorisieren. Gemeinsam werden wir Strategien entwickeln, um Ihre eigenen Bedürfnisse zu identifizieren, Stress zu bewältigen, Unterstützung zu finden und Zeit für sich selbst zu nehmen. Lassen Sie uns zusammen sicherstellen, dass Ihre Selbstfürsorge im Pflegeprozess nicht vernachlässigt wird.

Punkt 2: Selbstpflegepraktiken für pflegende Angehörige

In diesem Punkt des Kapitels werden wir uns mit konkreten Selbstpflegepraktiken für pflegende Angehörige befassen. Wir werden verschiedene Strategien und Techniken besprechen, die Ihnen helfen können, Ihre eigene Gesundheit und Ihr Wohlbefinden im Pflegeprozess zu fördern.

2.1 Ausreichend Ruhe und Schlaf

Gesunde und ausreichende Ruhephasen sind entscheidend, um Ihre Energie aufzufüllen und Stress abzubauen. Wir werden Möglichkeiten besprechen, wie Sie Ihren Schlaf verbessern können, wie regelmäßige Schlafenszeiten, die Schaffung einer angenehmen Schlafumgebung und Entspannungsrituale vor dem Schlafengehen.

2.2 Gesunde Ernährung

Eine ausgewogene Ernährung ist wichtig, um Ihre körperliche Gesundheit zu fördern und Ihre Energielevels aufrechtzuerhalten. Wir werden Sie dabei unterstützen, gesunde Essgewohnheiten zu entwickeln, wie eine ausgewogene Ernährung, den Verzehr von frischen Lebensmitteln und das Reduzieren von ungesunden Snacks und Fertiggerichten.

2.3 Körperliche Bewegung

Regelmäßige körperliche Bewegung ist nicht nur gut für Ihre körperliche Gesundheit, sondern auch für Ihre geistige und emotionale Gesundheit. Wir werden verschiedene Möglichkeiten besprechen, wie Sie körperliche Aktivität in Ihren Alltag integrieren können, sei es durch Spaziergänge, Yoga, Tanz oder andere Formen von Bewegung, die Ihnen Freude bereiten.

2.4 Entspannungstechniken

Entspannungstechniken können Ihnen helfen, Stress abzubauen und innere Ruhe zu finden. Wir werden verschiedene Entspannungstechniken besprechen, wie Atemübungen, Progressive Muskelentspannung, Meditation oder das Hören beruhigender Musik. Sie können diese Techniken in stressigen Momenten anwenden oder regelmäßig in Ihren Alltag integrieren.

2.5 Grenzen setzen und Unterstützung annehmen

Es ist wichtig, Ihre eigenen Grenzen zu erkennen und diese zu akzeptieren. Wir werden Ihnen helfen, Strategien zu entwickeln, um Ihre Zeit, Energie und Ressourcen effektiv zu managen. Außerdem ermutigen wir Sie dazu, Unterstützung anzunehmen und sich um Hilfe zu bemühen, sei es durch andere Familienmitglieder, Freunde, professionelle Pflegekräfte oder Unterstützungsorganisationen.

Indem wir verschiedene Selbstpflegepraktiken für pflegende Angehörige besprechen, wollen wir sicherstellen, dass Sie die nötigen Werkzeuge und Strategien haben, um auf Ihre eigene Gesundheit und Ihr Wohlbefinden zu achten. Seien Sie liebevoll zu sich selbst und erkennen Sie die Wichtigkeit Ihrer eigenen Selbstpflege in dieser herausfordernden Zeit der Pflege.

Punkt 3: Unterstützung und Entlastung suchen

In diesem Punkt des Kapitels werden wir uns mit der Bedeutung der Suche nach Unterstützung, Hilfe und Entlastung für pflegende Angehörige befassen. Es ist wichtig zu erkennen, dass Sie nicht alles alleine bewältigen müssen und dass es verschiedene Möglichkeiten gibt, Unterstützung zu erhalten.

3.1 Annehmen von Hilfe aus dem sozialen Umfeld

ES ist wichtig, Unterstützung aus Ihrem sozialen Umfeld anzunehmen. Sie können Familienmitglieder, Freunde oder Nachbarn bitten, Ihnen bei bestimmten Aufgaben oder bei der Betreuung des Pflegebedürftigen zu helfen. Kommunizieren Sie klar, welche Unterstützung Sie benötigen, und seien Sie bereit zu delegieren, wenn möglich. Oft sind Menschen um uns herum gerne bereit zu helfen, wenn sie wissen, dass Unterstützung benötigt wird.

3.2 Profis einbeziehen

Es gibt verschiedene professionelle Dienstleister, die Ihnen bei der Pflege eines Angehörigen unterstützen können. Pflegedienste, Hauswirtschaftshilfen oder Sozialarbeiter können Ihnen bei der Bewältigung der täglichen Aufgaben und der Organisation der Pflege helfen. Informieren Sie sich über die verfügbaren Dienstleistungen in Ihrer Region und suchen Sie nach Angeboten, die Ihren Bedürfnissen und Anforderungen entsprechen.

3.3 Entlastungsangebote nutzen

Es gibt spezielle Entlastungsangebote für pflegende Angehörige, wie z.B. Verhinderungspflege oder Tagespflegeeinrichtungen. Diese Angebote ermöglichen es Ihnen, eine Auszeit zu nehmen und sich zu erholen, während Ihr Angehöriger in professionellen Händen betreut wird. Informieren Sie sich über die verschiedenen Entlastungsmöglichkeiten und nutzen Sie sie aktiv, um Ihre eigene Gesundheit und Ihr Wohlbefinden zu fördern.

3.4 Austausch mit anderen pflegenden Angehörigen

Der Austausch mit anderen pflegenden Angehörigen kann Ihnen wertvolle Unterstützung, Ratschläge und emotionale Entlastung bieten. Suchen Sie nach lokalen Selbsthilfegruppen oder Online-Foren, in denen Sie sich mit Menschen in ähnlichen Situationen austauschen können. Der gemeinsame Austausch von Erfahrungen, Sorgen und Bewältigungsstrategien kann sehr hilfreich sein und Ihnen das Gefühl geben, nicht alleine zu sein.

Indem Sie Unterstützung und Entlastung suchen, erkennen Sie die Bedeutung Ihrer eigenen Gesundheit und Ihres Wohlbefindens als pflegender Angehöriger. Nehmen Sie Hilfe an, lassen Sie sich unterstützen und suchen Sie nach Entlastungsmöglichkeiten. Gemeinsam werden wir sicherstellen, dass Sie nicht überlastet sind und dass Ihre eigenen Bedürfnisse während des Pflegeprozesses nicht vernachlässigt werden.

Kapitel 6: Umgang mit herausfordernden Situationen in der Pflege

Punkt 1: Herausforderungen erkennen und verstehen

In Kapitel 6 werden wir uns mit den verschiedenen herausfordernden Situationen befassen, mit denen pflegende Angehörige konfrontiert sein können, und wir werden verschiedene Strategien besprechen, um damit umzugehen. Der erste Schritt besteht darin, die Herausforderungen zu erkennen und zu verstehen, um darauf angemessen reagieren zu können.

1.1 Emotionale Belastung

Die Pflege eines geliebten Menschen kann eine große emotionale Belastung mit sich bringen. Es ist wichtig zu erkennen, dass es normal ist, verschiedene Gefühle wie Frustration, Wut, Traurigkeit oder Schuld zu empfinden. Wir werden besprechen, wie Sie mit diesen Emotionen umgehen können und welche Unterstützungsmöglichkeiten es gibt, wie z.B. Gespräche mit Freunden oder professionelle Hilfe.

1.2 Überlastung und Erschöpfung

Die kontinuierliche Pflege eines Angehörigen kann zu Überlastung und Erschöpfung führen, sowohl physisch als auch psychisch. Wir werden besprechen, wie wichtig es ist, auf Ihre eigenen Grenzen zu achten und sich Auszeiten zu nehmen, um sich zu regenerieren. Wir werden verschiedene Strategien zur Stressbewältigung und zur Selbstfürsorge erörtern, um Überlastung und Erschöpfung vorzubeugen.

1.3 Konflikte und schwierige Kommunikation

In der Pflege können Konflikte auftreten und die Kommunikation mit dem Pflegebedürftigen oder anderen Familienmitgliedern kann schwierig sein. Wir werden Strategien diskutieren, wie Sie mit Konflikten umgehen und effektive Kommunikation fördern können, sei es durch aktives Zuhören, empathisches Verständnis oder die Einbeziehung eines Mediators.

1.4 Ungewissheit und Entscheidungsfindung

Oft stehen pflegende Angehörige vor schwierigen Entscheidungen und einer gewissen Ungewissheit, wie sie die beste Pflege gewährleisten können. Wir werden besprechen, wie Sie mit Ungewissheit umgehen und informierte Entscheidungen treffen können, sei es durch Einholen von Informationen, Konsultation von Fachleuten oder gemeinsame Entscheidungsfindung innerhalb der Familie.

Indem wir die herausfordernden Situationen in der Pflege erkennen und verstehen, sind Sie besser gerüstet, um angemessen darauf zu reagieren. Das Verständnis der eigenen Gefühle, das Setzen von Grenzen, der Umgang mit Konflikten und die Fähigkeit, fundierte Entscheidungen zu treffen, sind entscheidend für einen positiven Umgang mit diesen Herausforderungen. Gemeinsam werden wir Strategien entwickeln, um diese Situationen zu bewältigen und Ihnen dabei helfen, langfristig für Ihr eigenes Wohlbefinden zu sorgen.

Punkt 2: Strategien zur Bewältigung von herausfordernden Situationen

In diesem Punkt des Kapitels werden wir konkrete Strategien zur Bewältigung von herausfordernden Situationen in der Pflege besprechen. Diese Strategien können Ihnen helfen, besser mit den verschiedenen Herausforderungen umzugehen und Ihre Belastbarkeit zu stärken.

2.1 Selbstreflexion und Selbstfürsorge

Nehmen Sie sich regelmäßig Zeit für Selbstreflexion, um Ihre eigenen Bedürfnisse, Grenzen und Emotionen zu erkennen. Priorisieren Sie Ihre Selbstfürsorge, indem Sie gesunde Gewohnheiten, wie ausreichend Ruhe, gesunde Ernährung und regelmäßige Bewegung, pflegen. Durch Selbstreflexion und Selbstfürsorge können Sie Ihre eigene Widerstandsfähigkeit stärken und besser mit den Herausforderungen umgehen.

2.2 Kommunikation und Unterstützung

Kommunikation spielt eine wichtige Rolle bei der Bewältigung von Herausforderungen. Teilen Sie Ihre Bedürfnisse und Sorgen mit anderen, sei es mit Familienmitgliedern, Freunden oder professionellen Helfern, um Unterstützung zu erhalten. Nutzen Sie den Austausch mit anderen pflegenden Angehörigen, um zu erfahren, wie sie mit ähnlichen Situationen umgehen. Gemeinsam können Sie Lösungen erarbeiten und sich gegenseitig unterstützen.

2.3 Stressmanagement-Techniken

Es gibt verschiedene Techniken zur Stressbewältigung, die Ihnen helfen können, mit den Belastungen der Pflege umzugehen. Atemübungen, progressive Muskelentspannung, Meditation oder kreative Aktivitäten können Ihnen helfen, Stress abzubauen und innere Ruhe zu finden. Experimentieren Sie mit verschiedenen Stressmanagement-Techniken und identifizieren Sie diejenigen, die für Sie am besten funktionieren.

2.4 Zeitmanagement und Delegieren

Effektives Zeitmanagement ist entscheidend, um Überlastung zu vermeiden. Priorisieren Sie Ihre Aufgaben und setzen Sie realistische Ziele. Delegieren Sie Aufgaben an andere Familienmitglieder oder professionelle Helfer, um Ihre eigenen Belastungen zu reduzieren. Seien Sie bereit, um Hilfe zu bitten und Aufgaben loszulassen, um Ihre Zeit und Energie auf die wichtigsten Bereiche zu konzentrieren.

2.5 Professionelle Hilfe in Anspruch nehmen

Es ist wichtig zu wissen, dass Sie nicht alles alleine bewältigen müssen. Zögern Sie nicht, professionelle Hilfe in Anspruch zu nehmen, sei es durch Pflegedienste, psychologische Unterstützung oder Beratungsdienste. Diese Profis können Ihnen helfen, mit den Herausforderungen umzugehen und Ressourcen oder Lösungen bereitzustellen.

Indem wir verschiedene Strategien zur Bewältigung von herausfordernden Situationen in der Pflege besprechen, werden wir Ihnen Werkzeuge an die Hand geben, um besser mit den Herausforderungen umzugehen und Ihre eigene Resilienz zu stärken. Kombinieren Sie verschiedene Strategien, um herauszufinden, was für Sie am besten funktioniert. Gemeinsam werden wir sicherstellen, dass Sie während der Pflege gut unterstützt sind und Ihre eigene Gesundheit und Ihr Wohlbefinden nicht vernachlässigen.

Punkt 3: Selbstmitgefühl und Akzeptanz

In diesem Punkt des Kapitels werden wir über die Bedeutung von Selbstmitgefühl und Akzeptanz sprechen, wenn es darum geht, herausfordernde Situationen in der Pflege zu bewältigen. Selbstmitgefühl und Akzeptanz können Ihnen helfen, mit Schwierigkeiten umzugehen und für sich selbst liebevoll zu sein.

3.1 Selbstmitgefühl kultivieren

Selbstmitgefühl bedeutet, mit Mitgefühl und Güte auf sich selbst zu reagieren, wie Sie es auch bei einem geliebten Menschen tun würden. Es erfordert, sich selbst anzunehmen, auch in Momenten der Unsicherheit oder des Scheiterns. Wir werden Techniken besprechen, um Selbstmitgefühl zu kultivieren, wie z.B. Selbstmitgefühlsmeditationen, positive Selbstgespräche oder das Praktizieren von Achtsamkeit.

3.2 Akzeptanz der eigenen Gefühle und Situation

Akzeptanz bedeutet, Ihre eigenen Gefühle, Gedanken und Erfahrungen anzuerkennen und anzunehmen, wie sie sind. Es kann hilfreich sein, sich bewusst zu machen, dass es normal ist, in der Pflege verschiedene Emotionen zu empfinden, und dass es akzeptabel ist, diese Gefühle zu haben. Wir werden besprechen, wie Sie eine akzeptierende Haltung entwickeln und sich selbst gegenüber freundlich und geduldig bleiben können.

3.3 Loslassen von Schuld und Perfektionismus

Pflegende Angehörige neigen oft dazu, sich selbst Schuldgefühle aufzuerlegen oder sich unrealistische Perfektionismusstandards zu setzen. Wir werden darüber sprechen, wie Sie sich von Schuldgefühlen und Perfektionismus befreien können, indem Sie realistische Erwartungen an sich selbst setzen und sich daran erinnern, dass Sie Ihr Bestes tun. Lernen Sie, sich selbst für Ihre Anstrengungen und Leistungen zu loben, anstatt sich ständig selbst zu kritisieren.

3.4 Selbstfürsorge im Alltag integrieren

Neben Selbstmitgefühl und Akzeptanz ist es wichtig, Selbstfürsorge in Ihren Alltag zu integrieren. Finden Sie täglich kleine Momente der Selbstfürsorge, wie einen Spaziergang in der Natur, das Lesen eines Buches oder das Genießen einer Tasse Tee. Identifizieren Sie Aktivitäten oder Rituale, die Ihnen Freude bereiten und Sie aufladen, und machen Sie sie zu einer Priorität.

Indem wir Selbstmitgefühl und Akzeptanz in der Pflege betonen, wollen wir Ihnen helfen, mit herausfordernden Situationen nachsichtiger umzugehen und für sich selbst liebevoll zu sein. Lassen Sie uns zusammen Strategien entwickeln, um Selbstmitgefühl und Akzeptanz zu kultivieren und Selbstfürsorge in Ihrem Alltag zu praktizieren. Sie verdienen es, sich selbst während der Pflege liebevoll zu behandeln und Ihr Wohlbefinden zu fördern.

Checkliste zum Pflegeeintritt: Leitfaden für den Einstieg in die Pflege

☐ Beantragen eines Pflegegrades: Informieren Sie sich über die Voraussetzungen und den Antragsprozess für einen Pflegegrad. Stellen Sie sicher, dass der Pflegebedürftige die Unterstützung erhält, die er benötigt.

☐ Pflegebedürfnisse und Ressourcen einschätzen: Identifizieren Sie die spezifischen Pflegebedürfnisse des Pflegebedürftigen und nehmen Sie eine Einschätzung seiner vorhandenen Ressourcen vor.

☐ Unterstützung und Pflegehilfsmittel organisieren: Informieren Sie sich über die verschiedenen Unterstützungsangebote, wie beispielsweise Pflegedienste, Hauswirtschaftshilfen oder Hilfsmittel, die den Pflegealltag erleichtern können.

☐ Dokumentation und Pflegeplanung: Halten Sie die Pflegebedürfnisse und -maßnahmen in einer Pflegeplanung fest. Dokumentieren Sie regelmäßig den Verlauf der Pflege und wichtige Informationen.

☐ Selbstfürsorge priorisieren: Nehmen Sie sich bewusst Zeit für Ihre eigene Selbstfürsorge. Achten Sie auf ausreichend Ruhe, gesunde Ernährung, Bewegung und den Austausch mit anderen.

☐ Schulungen und Informationsquellen nutzen: Informieren Sie sich über Möglichkeiten zur Weiterbildung und Schulungen im Bereich der Pflege. Nutzen Sie Bücher, Online-Ressourcen und andere Informationsquellen, um Ihr Wissen zu erweitern.

☐ Kommunikation und Zusammenarbeit: Pflegen Sie einen offenen und respektvollen Kommunikationsstil mit dem Pflegebedürftigen, anderen

Familienmitgliedern und dem Pflegeteam. Arbeiten Sie eng mit den behandelnden Ärzten und anderen Fachkräften zusammen.

☐ Erfahrungsaustausch mit anderen: Suchen Sie nach lokalen Unterstützungsgruppen oder Online-Foren, um sich mit anderen pflegenden Angehörigen auszutauschen. Teilen Sie Ihre Erfahrungen, erhalten Sie Ratschläge und fühlen Sie sich unterstützt.

☐ Pflegebedürftigen Rechte gewährleisten: Informieren Sie sich über die Rechte des Pflegebedürftigen und stellen Sie sicher, dass diese respektiert und gewahrt werden.

☐ Regelmäßige Überprüfung und Anpassung: Überprüfen Sie regelmäßig den Pflegeprozess, um sicherzustellen, dass die Bedürfnisse des Pflegebedürftigen angemessen berücksichtigt werden. Passen Sie die Pflegemaßnahmen bei Bedarf an.

Diese Checkliste kann Ihnen helfen, sich auf den Einstieg in die Pflege vorzubereiten und einen strukturierten Ansatz zu verfolgen. Beachten Sie jedoch, dass jeder Pflegefall individuell ist und bestimmte Anpassungen erfordern kann. Nutzen Sie die Checkliste als Orientierung und passen Sie diese Ihren individuellen Bedürfnissen und Herausforderungen an.

Leitfaden: Einsteiger Guide für Pflegende

1. Beantragen eines Pflegegrades:

- Informieren Sie sich über die Voraussetzungen und den Antragsprozess für einen Pflegegrad.

- Stellen Sie sicher, dass der Pflegebedürftige die Unterstützung erhält, die er benötigt.

2. Pflegebedürfnisse und Ressourcen einschätzen:

- Identifizieren Sie die spezifischen Pflegebedürfnisse des Pflegebedürftigen.

- Nehmen Sie eine Einschätzung seiner vorhandenen Ressourcen vor.

3. Unterstützung und Pflegehilfsmittel organisieren:

- Informieren Sie sich über verschiedene Unterstützungsangebote wie Pflegedienste und Hilfsmittel.
- Erkunden Sie, welche Hilfe den Pflegealltag erleichtern kann.

4. Dokumentation und Pflegeplanung:

- Halten Sie die Pflegebedürfnisse und -maßnahmen in einer Pflegeplanung fest.
- Dokumentieren Sie regelmäßig den Verlauf der Pflege und wichtige Informationen.

5. Selbstfürsorge priorisieren:

- Nehmen Sie sich bewusst Zeit für Ihre eigene Selbstfürsorge.
- Achten Sie auf ausreichend Ruhe, gesunde Ernährung, Bewegung und den Austausch mit anderen.

6. Schulungen und Informationsquellen nutzen:

- Informieren Sie sich über Schulungen und weitere Informationsquellen im Bereich der Pflege.
- Nutzen Sie Bücher und Online-Ressourcen, um Ihr Wissen zu erweitern.

7. Kommunikation und Zusammenarbeit:

- Pflegen Sie einen offenen und respektvollen Kommunikationsstil mit allen Beteiligten.
- Arbeiten Sie eng mit dem Pflegeteam und anderen Fachkräften zusammen.

8. Erfahrungsaustausch mit anderen:

- Suchen Sie nach lokalen Unterstützungsgruppen oder Online-Foren.
- Nutzen Sie die Möglichkeit, sich mit anderen pflegenden Angehörigen auszutauschen und Unterstützung zu erhalten.

9. Pflegebedürftigenrechte gewährleisten:

- Informieren Sie sich über die Rechte des Pflegebedürftigen.
- Stellen Sie sicher, dass diese respektiert und gewahrt werden.

10. Regelmäßige Überprüfung und Anpassung:

- Überprüfen Sie regelmäßig den Pflegeprozess und stellen Sie sicher, dass die Bedürfnisse des Pflegebedürftigen angemessen berücksichtigt werden.
- Passen Sie die Pflegemaßnahmen bei Bedarf an.

Verwenden Sie diesen Leitfaden als Orientierung und Anleitung für Ihren Einstieg in die Pflege. Passen Sie die Empfehlungen an Ihre individuelle Situation an und entwickeln Sie Ihren eigenen Pflegerhythmus. Denken Sie daran, dass Pflege eine verantwortungsvolle Aufgabe ist, aber auch eine Erfahrung der Liebe und Unterstützung für Ihren Pflegebedürftigen sein kann. Seien Sie geduldig mit sich selbst und nehmen Sie Hilfe an, wenn Sie diese benötigen. Mit der Zeit werden Sie in Ihrer Rolle als Pflegender erfolgreich wachsen.

[Dein Name]
[Deine Adresse]
[PLZ, Ort]
[Heutiges Datum]
[Versicherungsnummer]

[Krankenkasse/ Pflegekasse]
[Adresse der Krankenkasse/ Pflegekasse]
[PLZ, Ort]

Betreff: Beantragung einer Pflegestufe für [Name und Geburtsdatum des Pflegebedürftigen]

Sehr geehrte Damen und Herren,

hiermit möchte ich offiziell eine Beantragung einer Pflegestufe für [Name des Pflegebedürftigen] einreichen. Nach einer detaillierten Einschätzung der Pflegebedürfnisse und des Gesundheitszustands, bin ich davon überzeugt, dass eine entsprechende Einstufung in eine Pflegestufe notwendig ist, um die angemessene Pflege und Unterstützung gewährleisten zu können.

Nachfolgend finden Sie die benötigten Informationen und Unterlagen zur Antragsbearbeitung:

1. Persönliche Informationen:

- Name des Pflegebedürftigen: [Name]
- Geburtsdatum: [Geburtsdatum]
- Adresse des Pflegebedürftigen: [Adresse]

2. Aktueller Gesundheitszustand:

- Diagnose(n): [Diagnose(n)]
- Medizinische Befunde/ Berichte: [Beifügung der relevanten Unterlagen]

3. Pflegebedürfnisse:

- Pflegebedürftigkeitsgrad nach dem aktuellen Begutachtungsassessment (bei Vorliegen): [Angabe des aktuellen Pflegegrades, falls vorhanden]
- Beschreibung der Pflegebedürfnisse: [Detaillierte Beschreibung der Pflegebedürfnisse des Pflegebedürftigen]

4. Zusätzliche Unterstützung:

- Benötigte Hilfsmittel: [Angabe von möglichen benötigten Hilfsmitteln]
- Notwendigkeit von ambulanter Pflege: [Angabe der Notwendigkeit einer ambulanten Pflege]
- Sonstige Unterstützungsleistungen: [Angabe von sonstigen erforderlichen Unterstützungsleistungen]

Ich bitte Sie höflichst, den Antrag auf eine Pflegestufe für [Name des Pflegebedürftigen] sorgfältig zu prüfen und eine zügige Bearbeitung vorzunehmen. Sollten Sie weitere Informationen oder Unterlagen benötigen, stehe ich Ihnen gerne zur Verfügung. Mit Eingang dieses Schreibens befreien wir folgende Ärzte der Schweigeverpflichtung [Liste der Ärzte mit Kontaktdaten (Tel.Nr, E-Mail-adresse etc.)],die Freigabe gilt nur im direkten Bezug zur Begutachtung des Pflegegrades.

Für Rückfragen stehe ich Ihnen telefonisch unter [Ihre Telefonnummer] oder per E-Mail unter [Ihre E-Mail-Adresse] zur Verfügung.

Vielen Dank im Voraus für Ihre Bemühungen.

Mit freundlichen Grüßen,

[Dein Name] [Unterschrift]

Bitte beachten Sie, dass dieses Schreiben lediglich eine Vorlage darstellt. Passen Sie den Inhalt entsprechend an Ihre individuellen Anforderungen und Bedürfnisse an. Fügen Sie gegebenenfalls zusätzliche Informationen oder Nachweise hinzu, um den Antrag zu unterstützen.

Pflegeplanung: Ambulanter Pflegeablauf

Name des Pflegebedürftigen: Datum der Pflegeplanung:

Pflegeziele:

1. [Hier das erste Pflegeziel eintragen]
2. [Hier das zweite Pflegeziel eintragen]
3. [Hier das dritte Pflegeziel eintragen]

Pflegemaßnahmen:

1. Medikamentenverwaltung:
   - Überprüfen der Medikamenteneinnahme
   - Bereitstellung der benötigten Medikamente
   - Dokumentation der verabreichten Medikamente
2. Körperpflege:
   - Unterstützung bei der täglichen Körperpflege (Waschen, Duschen, Zahnpflege)
   - Hilfe bei der Auswahl und Anwendung von Hautpflegeprodukten
   - Überwachung von Wunden oder Verletzungen und geeignete Behandlung
3. Mobilität und Transfers:

- Unterstützung beim Aufstehen, Hinsetzen, Gehen und Stehen
- Verwendung von Gehhilfen oder Rollstühlen
- Falls nötig, Anleitung zur korrekten Durchführung von physiotherapeutischen Übungen

4. Ernährung und Flüssigkeitszufuhr:

- Planung und Vorbereitung von Mahlzeiten entsprechend den individuellen Bedürfnissen
- Unterstützung bei der Nahrungsaufnahme, falls erforderlich
- Überwachung der Flüssigkeitsaufnahme und Förderung ausreichender Flüssigkeitszufuhr

5. Kontrolle vitaler Parameter:

- Regelmäßige Messung von Blutdruck, Puls, Temperatur oder anderen relevanten vitalen Parametern
- Dokumentation der Ergebnisse und Überwachung von Veränderungen

6. Soziale Aktivitäten:

- Unterstützung bei der Teilnahme an sozialen Aktivitäten oder Ausflügen
- Förderung der Kontaktpflege mit Familie und Freunden
- Bereitstellung von Unterstützung bei der Nutzung von Kommunikationsgeräten oder bei Bedarf einer Dolmetscherdienstleistung

Hinweis: Die oben genannten Maßnahmen sind exemplarisch und können je nach individuellen Pflegebedürfnissen und Ressourcen angepasst werden.

Pflegefortschritt und Evaluierung:

- Dokumentieren Sie regelmäßig die Durchführung der Pflegemaßnahmen.
- Überprüfen Sie den Fortschritt der Ziele und überarbeiten Sie den Pflegeplan bei Bedarf.
- Kommunizieren Sie mit dem Pflegebedürftigen und anderen beteiligten Personen, um den Pflegeplan zu überprüfen und zu aktualisieren.

Unterzeichnet von [Ihr Name] am [Datum]

Medikamentenplan

Name des Patienten: Gültig ab:

Name des Medikaments | Dosierung | Einnahmezeitpunkt | Besonderheiten

1. [Medikament1]
2. [Medikament2]
3. [Medikament3]
4. [Medikament6]
5. [Medikament7]
6. [Medikament8]
7. [Medikament9] ……….. unbegrenzt erweiterbar

Hinweise und spezielle Anweisungen:

- Bitte beachten Sie eventuelle Allergien oder Unverträglichkeiten.
- Nehmen Sie die Medikamente immer zu den angegebenen Zeiten ein.
- Falls bestimmte Medikamente vor oder nach den Mahlzeiten eingenommen werden müssen, beachten Sie bitte die Empfehlungen.
- Bitte teilen Sie uns umgehend mit, wenn neue Medikamente hinzukommen oder andere abgesetzt werden.

Notfallkontakte:

- Arzt/Klinik: _____
- Angehöriger/Kontaktperson: _____

Bitte tragen Sie diese Informationen stets aktuell ein und sorgen Sie dafür, dass der Medikamentenplan leicht zugänglich und für Notfälle gut lesbar ist. Besprechen Sie Änderungen oder Ergänzungen immer mit dem behandelnden Arzt und halten Sie engen Kontakt zu Ihrem Apotheker oder Ihrem Apothekenteam, um etwaige Fragen zu den Medikamenten zu klären.

Datum der letzten Überprüfung/ Aktualisierung: Unterschrift des Patienten oder der verantwortlichen Person: _____

Hinweis: Diese Vorlage dient nur zu Informationszwecken und sollte entsprechend den individuellen Bedürfnissen des Patienten angepasst werden.

Es ist wichtig, immer die Anweisungen des behandelnden Arztes zu befolgen und bei Fragen oder Bedenken Rücksprache zu halten.

Veränderungswahrnehmung des Pflegepatienten

Name des Pflegepatienten: Datum:

Beschreibung der Veränderung:

- Welche Veränderungen werden wahrgenommen?
- Seit wann bestehen diese Veränderungen?

- Wie wirken sich diese Veränderungen auf den Pflegepatienten aus?

Symptome oder Probleme:

- Beschreiben Sie alle Symptome oder Probleme, die sich aufgrund der Veränderung ergeben haben.
- Falls bekannt, geben Sie an, ob diese Symptome bereits früher aufgetreten sind oder ob sie neu sind.

Maßnahmen und Behandlungen:

- Welche Maßnahmen oder Behandlungen wurden bereits ergriffen?
- Falls noch keine Maßnahmen ergriffen wurden, welche Vorschläge haben Sie für Ärzte, Pflegedienste oder andere beteiligte Fachkräfte?

Sonstige Informationen:

- Gibt es weitere Informationen, die für die Beurteilung der Veränderung wichtig sind?
- Haben sich die Lebensumstände des Pflegepatienten geändert?

Kontaktpersonen:

- Bitte geben Sie die Namen und Kontaktdaten der beteiligten Ärzte, Pflegedienste oder anderer Fachkräfte an.

Notfallkontakte:

- Arzt/Klinik: _____
- Angehöriger/Kontaktperson: _____

Bitte stellen Sie sicher, dass diese Veränderungswahrnehmung an die entsprechenden Fachkräfte weitergeleitet wird, um eine angemessene Beurteilung und ggf. Behandlung zu gewährleisten. Aktualisieren Sie diese Veränderungswahrnehmung regelmäßig oder bei Bedarf.

Datum der letzten Überprüfung/ Aktualisierung: Unterschrift des Pflegepatienten oder der verantwortlichen Person: _____

Hinweis: Diese Vorlage dient nur zu Informationszwecken und sollte entsprechend den individuellen Bedürfnissen des Pflegepatienten angepasst werden. Es ist wichtig, immer die Anweisungen der beteiligten Fachkräfte zu befolgen und bei akuten oder ernsthaften Veränderungen umgehend ärztliche Hilfe zu suchen.

www.ingramcontent.com/pod-product-compliance
Lightning Source LLC
Chambersburg PA
CBHW082223220526
45470CB00010B/3290